I0135250

La dieta alcalina

Guía para principiantes para recuperar y equilibrar su salud, lograr una pérdida de peso rápida, entender el pH y transformar su cuerpo + recetas frescas alcalinas, rápidas y deliciosas incluidas.

Por Simone Jacobs

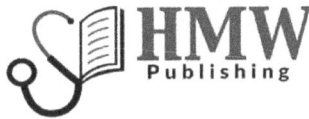

HMW Publishing

Para más libros visite:

HMWPublishing.com

Consigua otro libro gratis

Quiero darle las gracias por comprar este libro y ofrecerle otro libro (largo y valioso como este libro), "Errores de salud y de entrenamiento físico que no sabe que está cometiendo", completamente gratis. Desafortunadamente este libro solo está disponible en inglés. Aún espero que disfrute este regalo.

Visite el enlace siguiente para registrarse y recibirlo: www.hmwpublishing.com/gift

En este libro, voy a desglosar los errores más comunes de salud y de entrenamiento físico que probablemente usted esté cometiendo en este momento, y le revelaré cómo puede llegar fácilmente a la mejor forma de su vida.

Además de este valioso regalo, también tendrá la oportunidad de obtener nuestros nuevos libros de forma gratuita, participar en sorteos y recibir otros correos electrónicos de mi parte. De nuevo, visite el enlace para registrarse: www.hmwpublishing.com/gift

Tabla de contenido

5

Introducción

Recientemente, la atención se dirige hacia la dieta alcalina pero lo más importante, cuán eficiente puede ser para curar su cuerpo. De hecho, la creciente popularidad de la dieta alcalina es tan impresionante que ha resultado en mucha literatura. Una búsqueda rápida en Google de esta dieta muestra 3.18 millones de resultados sobre el tema. Dicho esto, ¿qué información centra su atención? ¿Cuáles le dan la información imparcial que necesita (sin todas las informaciones científicas difíciles de entender)?

Este libro le guiará a través de todos los hechos esenciales que necesita saber sobre esta dieta. Le dará información pura y práctica, junto con sugerencias sencillas para empezar la dieta, así como recetas rápidas para que pueda comenzar de la mejor manera. Aprenderá la importancia de un sistema digestivo alcalino bien mantenido y apreciará mejor un estilo de vida saludable para comer sin tener que sacrificar mucho. Este libro no sólo le proporcionará todos los consejos útiles para comenzar, sino que también le dará consejos sobre cómo mantener la dieta alcalina para garantizar su éxito. El capítulo de bonificación, que incluye recetas simples, le ayudará a comenzar de inmediato.

Además, antes de comenzar, le recomiendo que se una a nuestro boletín informativo por correo electrónico para recibir actualizaciones sobre cualquier próxima publicación o promoción de un nuevo libro. Puede registrarse de forma gratuita y, como bonificación, recibirá un regalo gratis. ¡Nuestro libro "Errores de salud y de entrenamiento físico que no sabe que está cometiendo"! Este libro ha sido escrito para desmitificar, exponer lo que se debe y no se debe hacer y, finalmente, equiparle con la información que necesita para estar en la mejor forma de su vida. Debido a la abrumadora cantidad de información errónea y mentiras contadas por las revistas y los autoproclamados "gurús", cada vez es más difícil obtener información confiable para ponerse en forma. A diferencia de tener que pasar por docenas de fuentes parciales, poco confiables y no confiables para obtener su información de salud y estado físico. Todo lo que necesita para ayudarle se ha desglosado en este libro para que pueda seguirlo fácilmente y obtener resultados inmediatos para alcanzar sus objetivos de actividad física deseados en el menor tiempo posible.

Una vez más, para unirse a nuestro boletín gratuito por correo electrónico y recibir una copia gratuita de este valioso libro, visite el enlace y regístrese ahora: www.hmwpublishing.com/gift

Notas sobre la dieta alcalina - ¿Qué es exactamente?

En pocas palabras, la dieta alcalina o la dieta *Ash* es una forma de dieta en la que consume alimentos que fomentan la formación de productos alcalinos ricos en el cuerpo. Esta dieta permite un ligero aumento en el pH dentro del sistema para apoyar y promover un sistema más saludable dentro del cuerpo. Como se ha demostrado que su pH interno se ve afectado por la composición mineral de los alimentos que consume, el fundamento de la dieta alcalina es promover la ingesta de alimentos que ayudarán a equilibrar los niveles de pH de los líquidos en nuestro cuerpo. Debido a que los niveles anormales de pH en el cuerpo se han relacionado con enfermedades, la idea es seguir una dieta alcalina, equilibrar su pH y prevenir la aparición de enfermedades crónicas.

Capítulo 1: Equilibrio Ácido-Alcalino 101: todo lo esencial que debe saber sobre el pH y lo que tiene que ver con su salud

Para comprender mejor cómo funciona la dieta alcalina, es esencial que primero entendamos la ciencia detrás de ella. Sé que he dicho anteriormente que este libro se alejará de todos los galimatías de la ciencia, pero le aseguro que la información a continuación será muy simple de entender. Primero necesitamos saber cómo funciona el equilibrio del pH. La escala de pH, que es una medida numérica de la acidez o basicidad de una solución, corre de 1 a 14. El número 7 se considera el terreno neutral y cualquier valor por debajo del número 7 se considera ácido, mientras que cualquier nivel superior es alcalino o básico. El cuerpo humano es altamente dependiente de un pH óptimo donde regiones o sistemas específicos tienen mecanismos estrictamente controlados para mantener este pH óptimo. De hecho, muchas de nuestras funciones corporales dependen tanto del pH que una ligera desviación en el rango de pH óptimo podría resultar en resultados catastróficos, y en algunos casos incluso posiblemente la muerte. Y no estamos hablando de un cambio de 2 o 5 puntos. Podría ser una desviación tan pequeña como 0.2-0.5 del rango óptimo, y eso podría significar una situación de vida o muerte.

Cuando se trata de la digestión humana, son los riñones los que se encargan de mantener el pH de la sangre muy cerca de un valor de 7,4 al absorber compuestos específicos para regular el pH. Esta es la razón principal por la que el sistema no respalda la falla si repentinamente ingerimos una dieta altamente ácida. El riñón sirve para proporcionar el mecanismo de amortiguación del pH. Sin embargo, la investigación ha sido consistente en mostrar que una dieta crónica de alimentos altamente ácidos podría dañar el cuerpo humano y eventualmente, con el tiempo, esto puede llevar a algunas consecuencias para la salud.

La salud y el pH

¿Qué le sucede exactamente al cuerpo humano cuando el pH no es ideal? En primer lugar, si el pH del cuerpo tiende a variar mucho. Las proteínas esenciales en el cuerpo que llamamos enzimas se ven afectadas gravemente. Las enzimas en el cuerpo son responsables de realizar las reacciones indispensables y sólo pueden funcionar en un pH óptimo. Cada vez que están expuestos a un pH mucho más alto o mucho más bajo que su pH óptimo, las enzimas tienden a cambiar su estructura y

15

dejan de funcionar. Esto puede ser desastroso para el cuerpo porque se inhiben muchas de las funciones biológicas requeridas.

Otra importancia de un pH interno equilibrado es la protección contra los patógenos microbianos, los microorganismos bacterianos, fúngicos y virales que llamamos gérmenes y continuamente invaden nuestros cuerpos. Estos organismos vivos prosperan bajo su pH óptimo. Nuestros cuerpos han sido diseñados para funcionar bien bajo un pH específico, cualquier nivel inferior o superior permitirá que estos microorganismos invasores florezcan en nuestro cuerpo.

Y otra característica importante sobre el pH óptimo es la condición del sistema inmune. El sistema inmune consiste en un ejército de glóbulos blancos y otras células diseñadas para engullir y librar a nuestros cuerpos de cualquier amenaza. Estas células del sistema inmune dependen en gran medida de la alcalinidad o acidez del cuerpo, que cualquier cosa más allá del pH óptimo comprometerá nuestro sistema inmunológico y le impedirá funcionar bien.

Para poder mantener el estado ligeramente central, el cuerpo necesita estar en constante trabajo para liberar o absorber los compuestos. La mayoría de las reacciones que ocurren naturalmente en el cuerpo humano conducen a la formación de compuestos ácidos y el cuerpo necesita adaptarse a eso inmediatamente. Esta condición se altera aún más si cargamos nuestros cuerpos con alimentos que producen ácido en nuestra dieta una y otra vez.

Determinar qué afecta su pH

El pH no solo está determinado por la dieta que elige mantener o incluso el tipo de alimento que ingiere. Esta condición, como casi todo lo que se refiere al bienestar de un ser humano, también depende en gran medida del estilo de vida holístico de la persona. Al igual que todo lo relacionado con la salud (o más ampliamente con la vida), la moderación es la clave.

El equilibrio es la solución para mantener un buen físico y un buen estado emocional y mental. Además, el pH adecuado sería variable para regiones particulares de todo el cuerpo. Es un fenómeno altamente razonable, dado que no todos los órganos funcionan de la misma manera y cada proceso intrincado en el cuerpo humano involucra una gran cantidad de métodos sofisticados. Para este libro, nos enfocaremos en cómo el pH en nuestro sistema digestivo afecta su bienestar. Los siguientes factores son algunos de los más comunes que cambian considerablemente el pH de su sistema digestivo.

Estimulantes

El estómago y el tracto gastrointestinal son un sistema complejo y funcionan bien para digerir nuestra ingesta de alimentos en moléculas más pequeñas que son más significativas para la absorción de nutrientes del cuerpo; necesita estar en el rango de pH adecuado. Varios factores estimulan la secreción de ácido en el tracto gastrointestinal, y la mayoría de estos dependen de las cosas que ingerimos en nuestro cuerpo.

Cuando se trata de la secreción ácida, los alimentos ricos en proteínas son estimulantes más efectivos en el cuerpo en comparación con los alimentos que se componen principalmente de productos con almidón, carbohidratos o lípidos. Esto significa que la ingesta de nueces, frijoles, huevos y carne con alto contenido de proteínas mejora la acidez del tracto gastrointestinal en lugar de buscar alimentos que sean principalmente pan, azúcar o alimentos grasos.

Ejercicio

El ejercicio ha demostrado mejorar positivamente la eficacia de la digestión y, finalmente, conducir a un peso saludable. Diferentes tipos de entrenamiento pueden conducir a resultados mixtos e impactos negativos en el sistema digestivo. Por ejemplo, los ejercicios cardiovasculares como correr en una cinta rodante o hacer bicicleta pueden ayudar a reducir o evitar las situaciones de acidez estomacal. Se ha demostrado que los ejercicios de bajo impacto que promueven la respiración adecuada y la frecuencia cardíaca pueden fomentar un movimiento intestinal más saludable.

Por otro lado, los ejercicios extremos que por lo general implican un alto impacto y movimientos repetitivos, como los levantamientos de piernas o las sentadillas con barra, pueden causar más daño que ayuda causando desórdenes digestivos. Por lo tanto, es vital que el ejercicio también se haga con moderación.

Estrés

Existe una relación intrincada entre el sistema digestivo y el sistema nervioso donde el sistema nervioso podría tener un control elaborado sobre las funciones del sistema digestivo, y en su mayoría, implica la secreción de ácido clorhídrico en el estómago. Esta es la razón por la que su estómago se activa para secretar ácido en preparación para una comida. Este tipo de estimulación no depende de la comida, sino que depende principalmente de la percepción del sistema nervioso. De la misma manera, el estrés, donde los altos niveles de hormonas del estrés se liberan en el cuerpo, también podría afectar profundamente la acidez del estómago y, finalmente, cada parte del sistema digestivo.

El estrés puede causar el cierre del sistema digestivo porque el sistema nervioso central también se apaga. Esto disminuye la secreción en el sistema digestivo y, finalmente, la inflamación del sistema gastrointestinal, lo que hace que el cuerpo sea más susceptible a la infección. Para ayudar la digestión, siempre debemos mantener nuestros niveles de estrés bajo control. Las terapias de relajación están disponibles para tratar los problemas de estrés, y posiblemente el mejor modo de lidiar con el estrés es limitarlo por completo o evitar la causa del estrés.

Agua

El agua diluye los jugos digestivos. Esta es una noción razonable, dado que el agua es el solvente universal. El agua ayuda a la correcta digestión de los alimentos, pero por sí sola no puede provocar la absorción. Sin embargo, la ingesta de agua ionizada o alcalinizada es un aspecto diferente. Se ha dicho que el agua ionizada ha tenido efectos establecidos que promueven la digestión adecuada, pero no solo dentro de los 20 minutos de una comida, también antes y después de la ingestión. Esto se debe a que se ha demostrado que los altos niveles de iones en el agua alcalina podrían interferir con la acidez del sistema digestivo y esto, a su vez, podría causar problemas con la digestión de los alimentos.

Por un lado, beber agua alcalina antes o después del período de 20 minutos es una buena práctica para un tracto digestivo más saludable.

Personalización de su plan

Con todas las ventajas de mantener un pH saludable, es necesario que sepamos cómo mantener nuestra acidez o alcalinidad. El truco es saber que no todos los tipos son iguales, por lo que cada uno de nuestros cuerpos reacciona de forma diferente. En la siguiente sección, aprenderemos sobre lo fácil que es medir el pH de nuestro cuerpo. También aprenderemos algunos consejos prácticos sobre cómo evaluar nuestras tendencias de pH.

Evalúe sus tendencias de pH

Es muy esencial que probemos el pH de nuestro cuerpo porque nos dará una idea de dónde está nuestro cuerpo en la zona de pH. También nos dará una pista si se está orientando hacia la acidez metabólica, o el equilibrio, o si es más alcalina de lo que se espera que sea óptima para nuestro tipo de cuerpo.

El mejor, y posiblemente más sencillo y práctico, método para determinar el pH de su cuerpo es analizar los fluidos excretados de su cuerpo, como la saliva o la orina. Ahora, existe la forma más sofisticada de medir el pH donde se usa un equipo de grado de laboratorio llamado el medidor de pH que tendría esta sonda que necesita sumergir en su solución de interés para que pueda cuantificar el pH con la mayor precisión posible. Afortunadamente para nosotros, no tenemos que pasar por toda la complejidad y sentir que volvemos a nuestro laboratorio de ciencias de la escuela secundaria. Afortunadamente, podemos usar una herramienta tan simple como papel.

Los papeles de pH son documentos disponibles que han sido diseñados específicamente para la detección de pH. Tienen todos los indicadores que cambian de color dependiendo de la acidez o basicidad de su líquido. Todo lo que tiene que hacer es mojar este papel de pH con su solución, esperar unos segundos y comparar el cambio de color en la tira de papel de pH con el valor de pH indicado.

Al probar el estado actual de pH de nuestro cuerpo, es mejor que realice esta prueba por la mañana antes de desayunar para registrar el pH estable del cuerpo sin la influencia de los alimentos. Por lo tanto, haga esta prueba lo primero en su rutina matutina después de despertarse, y en la medida de lo posible, cuando haya dormido bien durante al menos 6 horas. Esto es para asegurarse de que el estrés no afecte sus lecturas de pH.

Para hacer esta prueba con muestras de orina, puede recoger la primera orina de la mañana en una taza y sumergir la tira de papel pH para determinar el pH de su cuerpo. Otra opción es hacer la prueba usando su saliva. Entre las dos muestras, la investigación ha demostrado que la primera es mejor, especialmente si la muestra de orina es la primera liberada después de al menos seis horas de sueño. La saliva es menos adecuada solo porque hay muchas más enzimas en la muestra de saliva y también porque las muestras de orina provienen directamente del interior del cuerpo.

Para probar su pH usando muestras de saliva, una vez más, tenga en cuenta que esto se hace mejor usando muestras tomadas a primera hora de la mañana. Tome un sorbo de agua y haga gárgaras y enjuáguese la boca con él. Escupa el lavado y luego recoja más saliva con una cuchara. Sumerja la tira de papel de pH en la muestra de saliva y espere a que el color cambie y se estabilice. Es esencial que no se cepille los dientes, no coma ni beba nada antes de realizar la prueba. Recuerde que estamos tratando de establecer el pH actual de su cuerpo.

Haga estas simples pruebas para monitorear el pH de su cuerpo. Aunque no necesita medir su pH diariamente, sería bueno incorporar esta rutina simple de la mañana a uno de sus fines de semana. Haga esta prueba una o dos veces por semana y mantenga un registro de sus cambios de pH. Es especialmente importante si usted tiene el objetivo en mente de controlar el pH de su cuerpo, que supongo que sería su caso, ya que ahora tiene este libro en sus manos.

Además, una nota importante es que mientras que otros pueden comenzar con un pH ácido con valores inferiores a 6.5, esto es completamente normal. Especialmente dado el tipo de dieta que un estadounidense promedio tendría hoy en día. Todo lo que tiene que hacer es aumentar su pH aumentando la ingesta de frutas y verduras, nueces, especias y semillas, y todo para mejorar su alcalinidad. Este libro le ayudará a lograrlo con muchos consejos prácticos y recetas fáciles de preparar.

Por otro lado, si su pH está por encima de la marca de 7.5, lo que sugiere un pH en estado estacionario muy alcalino, esto podría deberse a los altos niveles de nitrógeno en la muestra de orina o saliva. Esto se observa cuando hay más que el catabolismo habitual o la descomposición natural de tejidos corporales específicos.

El beneficio de tener que medir el pH de su cuerpo de manera rutinaria es que al menos realice un seguimiento de los cambios de su cuerpo. Si sus lecturas han sido consistentemente cercanas a la marca de pH 8.0, entonces debe contactar a su profesional de la salud y buscar consejos sobre cómo manejar la reparación de los tejidos y evitar el exceso de estado catabólico en su cuerpo.

Capítulo 2: Desechos ácidos y cómo los altos niveles de ácido causan enfermedades y sobrepeso

La nutrición desempeña un papel principal en la riqueza general de una persona. Comer los tipos de alimentos equivocados podría conducir al deterioro del cuerpo humano. Debemos ser muy cuidadosos con la forma en que cuidamos nuestros cuerpos porque, a pesar de sus millones de años de ventaja evolutiva y de aprender a hacer frente a cualquier ataque que haya, nuestros cuerpos todavía son muy susceptibles de sufrir daños. Y el atacante más eficiente y silencioso para nuestra salud es la comida que ingerimos.

Cuando se trata de dietas altamente ácidas y su relación con algunas enfermedades, estos son solo algunos de los impactos más importantes que las dietas ácidas le causan a nuestros cuerpos:

Pérdida ósea debido a las dietas altas en ácido

Cuando tiene demasiado ácido dentro de su sistema, tiende a desarrollar acidosis crónica, y esta enfermedad se ha relacionado en muchos estudios con enfermedades óseas debido a la disminución de la densidad ósea. Demasiado ácido, muy abundante en moléculas de protones en el cuerpo y en la sangre, significa que su cuerpo tiende a compensar esta caída de pH al intentar aumentarlo. Y la forma en que el cuerpo responde es liberando iones de calcio de los huesos hacia la sangre. Los iones de calcio son minerales alcalinos raros. Tener acidosis crónica, sin embargo, tendería a agotar los huesos del calcio tan necesario que necesitan para establecer la densidad ósea y esto, a su vez, da como resultado la pérdida ósea y las enfermedades.

Cálculos renales debido a la dieta alta en ácido

Se ha demostrado que las personas que padecen una enfermedad renal crónica podrían tener un mayor riesgo de que su enfermedad progrese y eventualmente convertirse en insuficiencia renal cuando rutinariamente tienen dietas altamente ácidas. Las dietas altas en ácidos son ricas en carnes y se han relacionado con esta progresión a fallas renales. De hecho, los pacientes con enfermedad renal crónica tienen un riesgo tres veces mayor de desarrollar insuficiencia renal en comparación con sus contrapartes que consumen un alto nivel de alcalinidad. Las personas deberían prestar más atención a esta tendencia, especialmente si ya están en riesgo de padecer enfermedades renales.

Cáncer debido a las dietas altas en ácido

Ha habido una cantidad suficiente de datos que proporciona el vínculo entre el pH y el cáncer. En los artículos publicados, se presentan investigadores que respaldan cómo el cáncer prospera en un ambiente ácido. Esto es como resultado de que las células cancerosas liberan demasiado ácido láctico. En contraste, es en el ambiente ácido donde las células cancerosas comienzan a tener más posibilidades de reproducirse. Los estudios dicen que a medida que el cuerpo comienza a acumular sustancias formadoras de ácido, el cuerpo comienza a liberar materiales que intentan eludir la caída del pH. Con el tiempo, estos elementos se vuelven tóxicos para la célula a medida que disminuyen los niveles de oxígeno y el ADN hereditario y las enzimas respiratorias comienzan a verse afectadas. La tendencia natural de la batería es entrar en la muerte o apoptosis de la célula física ya que las células ya no son beneficiosas para el cuerpo.

Sin embargo, algunas células sobreviven, y en lugar de entrar en el suicidio celular normal, se convierten en células anormales que tienen la capacidad de soportar altos niveles de sustancias ácidas en su entorno. Las células anormales se convierten en lo que conocemos como células malignas que ya no responden al sistema nervioso, ni al control del cuerpo de la expresión génica de su ADN. Entonces, en cambio, estas células cancerosas comienzan a reproducirse y a hacer más y más copias de sí mismas, creciendo indefinidamente y sin control hasta que se convierten en cáncer. Es un asesino silencioso que está devastando a millones de la población mundial ahora.

Acido alto = alto aumento de peso

Existe una relación intrincada entre la grasa del cuerpo y la acidez del cuerpo. Aunque este hecho parece escapar de mucha gente, poner toda la culpa en la grasa "culpable", puede ser, por lo que la acidez corporal tiene mucho que ver con el peso corporal de una persona, o tal vez incluso ser el culpable de la mente maestra. Entonces, ¿cómo le damos sentido a esto? Espere un minuto, ¿no se mide la obesidad por la cantidad excesiva de grasa que tiene después de todo? ¡Así que es correcto echarle la culpa a la grasa!

Bueno, no del todo cierto. El caso es cuando su cuerpo está experimentando demasiada acidez; comienza a producir todas estas toxinas que son profundamente dañinas para el cuerpo. Como hemos visto anteriormente, puede provocar enfermedades de pérdida ósea, insuficiencia renal o cáncer. Incluso se ha relacionado con el envejecimiento prematuro, la diabetes y muchos otros problemas. En respuesta a esta posible amenaza, el cuerpo trata de protegerse creando células de grasa que sirven como recipientes de almacenamiento para estas toxinas, absorbiendo el exceso de sustancias ácidas y evitando que siga causando daños al cuerpo. Se deduce que cuanto más ácidos materiales produce el cuerpo, más células de grasa se necesitan para almacenar estas toxinas.

En pocas palabras, la mejor manera de ver esto es que si no tiene una gran cantidad de basura que tiene que almacenar, entonces no tendría que haber muchos de estos grandes compartimentos. Si no tiene muchas sustancias ácidas nocivas que actúan como toxinas, su cuerpo no necesita producir más grasas.

Capítulo 3: Síntomas de tener un bajo nivel alcalino

Acidez estomacal y reflujo gastroesofágico

La acidez estomacal es uno de los problemas médicos más comunes que sufren los estadounidenses mensualmente. Hasta el 40% de los estadounidenses informan que padecen esta afección con regularidad. Se ha convertido en parte del estilo de vida de un estadounidense medio que uno podría ignorar fácilmente el problema pensando que es simplemente uno de esos días en los que comió algo "malo". Tan pronto como esa sensación ácida ardiente y abrasadora se enrosque dentro de su pecho, el primer tratamiento de cualquier estadounidense común sería un alivio del malestar rápido; el más popular es el *Pepto-Bismol*. Pero las quemaduras de corazón no se deben ignorar rápidamente, la razón subyacente para tener estas quemaduras de corazón puede ser más grave de lo que se piensa y más si el problema persiste con más frecuencia de lo habitual.

La sensación de ardor que se siente como resultado de la acidez estomacal es causada por el reflujo de contenido cargado de ácido en el estómago como consecuencia de tener una válvula esofágica defectuosa que impide que el contenido del estómago vuelva a subir. La acidez estomacal es el efecto secundario primario y notable de la dieta baja en alcalinidad, y esto puede conducir a una cantidad de otros problemas que amenazan la vida de una persona. La forma más severa de acidez estomacal se llama enfermedad por reflujo gastroesofágico; esto ocurre cuando una persona experimenta quemaduras cardíacas crónicas, y la persistencia descontrolada de esta enfermedad puede causar problemas de salud importantes que podrían dañar los dientes y el esófago.

El esófago conecta su boca con su estómago, y cuando el ácido del estómago regresa, esto prepara el escenario para la hinchazón e irritación del revestimiento esofágico. La inflamación puede hacer que sea muy difícil de tragar y es una condición de salud llamada esofagitis. Por un lado, cuando el reflujo gastroesofágico continúa persistiendo eventualmente causará llagas en las paredes epidérmicas del esófago. Esto hace que el reflujo gastroesofágico sea la principal causa de úlceras. Los síntomas asociados de úlceras esofágicas pueden incluir dolor en el pecho, náuseas junto con el dolor acompañado de deglución.

Cuando la inflamación continúa obstinadamente, con el tiempo la hinchazón puede provocar un daño permanente y cicatrización del revestimiento esofágico. La acumulación de este tejido cicatricial en el esófago estrecha el tubo esofágico y crea regiones contraídas llamadas estenosis esofágicas. Esto hace que sea aún más difícil tragar alimentos y líquidos, lo que finalmente conduce a la pérdida de peso y la deshidratación. Este es un problema grave y no debe tomarse a la ligera. Los tratamientos incluyen un procedimiento que ayuda a aflojar las estenosis estirando suavemente el esófago.

Otro problema serio asociado con el reflujo ácido se llama esófago de Barrett, y aproximadamente 1 de cada 10 personas con reflujo gastroesofágico desarrolla esta condición. Este problema es causado por el ácido estomacal que produce cambios precancerosos en las células epidérmicas (del revestimiento externo o de la superficie) del esófago. Esto aumenta el riesgo de cáncer de esófago. Afortunadamente, solo 1 de cada cien personas con esófago de Barrett tienen cáncer de esófago. Aún así, esto no debe darse por sentado ya que la condición no conduce a ningún síntoma aparente y los dolores en el pecho que generalmente se asocian con el cáncer de esófago normalmente aparecen sólo en etapas posteriores de la enfermedad cuando ha progresado. Sin embargo, es mejor buscar asesoramiento profesional si ha tenido más de los episodios habituales de reflujo ácido y quemaduras en el corazón recientemente. Para poder descartar el cáncer con certeza, se puede necesitar una endoscopia en donde un tubo delgado y flexible con una cámara en la punta y conectado a la computadora permite a un profesional de la salud ver el interior de su esófago.

La carie dental

Este síntoma está relacionado principalmente con la condición anterior de tener un flujo de ácido de regreso a la boca desde el estómago. Las quemaduras de corazón como resultado de una dieta baja en alcalinidad también pueden afectar su sonrisa. El ácido del estómago, como la mayoría de los ácidos, es altamente corrosivo y puede desgastar la cobertura externa dura de los dientes que sirve como capa protectora llamada esmalte. El esmalte nos da nuestras sonrisas blancas y nos ayuda a prevenir la acumulación de placa y de caries. Sin él, los dientes se debilitan y se vuelven amarillos.

Desequilibrio de azúcar en la sangre

Algunos síntomas asociados con el desequilibrio de azúcar como resultado de los bajos niveles de pH incluyen dolores de cabeza persistentes que sólo desaparecen después de comer. Además, hay episodios de cambios de energía durante el día en los que puede comenzar con una energía tan alta y pasar a estar demasiado cansado en cuestión de horas sin esforzarse demasiado. Los niveles bajos de pH también pueden aumentar los antojos de azúcares simples, carbohidratos y un montón de dulces, ya que esto proporciona un alivio inmediato a la incomodidad del azúcar. También están esos episodios de bloqueo o zonificación después de una comida o lo que a los millennials les gusta llamar "coma alimenticio". Los adictos al café deben tener cuidado de que su dependencia del café también se deba a la baja alcalinidad. Y el mareo también podría provocar un efecto de comidas faltantes.

El desequilibrio de azúcar en el cuerpo es el resultado de que su cuerpo no puede manejar su fuente de combustible y la glucosa de manera eficiente. Para una función adecuada, el cuerpo necesita metabolizar, digerir y descomponer la glucosa y mantener los niveles de glucosa en sangre en un rango óptimo. Cualquier cosa debajo de esto puede causar aturdimiento, ya que proporciona menos glucosa al cerebro, especialmente.

Por un lado, tener demasiada glucosa conduciría a lo que llamamos "subida de azúcar", donde una persona experimenta episodios de alta energía. La fluctuación consiste en obtener oscilaciones de energía demasiado altas durante o después de una comida a oscilaciones de energía muy bajas cuando se salta una comida, y su cuerpo se queda sin su reserva de alimentos.

Capítulo 4: El tratamiento de la acidosis

Para corregir con precisión la causa real del problema, el médico debe ser capaz de determinar la condición del paciente y solo entonces él o ella puede proporcionar el tipo correcto de tratamiento para la acidosis. Sin embargo, hay algunos tratamientos de alivio inmediatos temporales que se pueden utilizar para cualquier tipo de acidosis, independientemente de su causa. Uno de los tratamientos más populares es la ingestión oral de bicarbonato de sodio (bicarbonato de sodio o genéricamente conocido farmacéuticamente como un antiácido). Esto ayudará a aumentar el pH de la sangre temporalmente y es preferible ir al medicamento, ya que se puede comprar sin receta médica y se puede tomar por vía oral o algunas formas se pueden hacer a través de un goteo intravenoso (IV).

La acidosis que afecta el tracto respiratorio se puede tratar al dirigirse a las vías respiratorias y proporcionar alivio a los pulmones. Se pueden recetar medicamentos diseñados para dilatar las vías respiratorias, o también se pueden administrar a un paciente dispositivos que permiten a un paciente que ha obstruido la respiración o debilitado los músculos respiratorios respirar mejor. Los dispositivos como estos se llaman dispositivos CPAP (presión positiva continua en las vías respiratorias).

La acidosis que se ha asociado con la insuficiencia renal también se puede tratar de manera explícita con citrato de sodio para ayudar a aliviar los problemas de cálculos renales. El balance inadecuado de azúcar en la sangre que resulta del desequilibrio del pH podría tratarse con fluidos IV e insulina para mantener los niveles de pH al óptimo; esto es especialmente necesario para pacientes que ya padecen diabetes mellitus o cetoacidosis.

Capítulo 5: Beneficios de la dieta alcalina

Muchos tipos de investigación continúan respaldando los muchos beneficios de tomar dietas inductoras alcalinas. De hecho, una investigación ha demostrado que desde nuestros antepasados tempranos, mucho ha cambiado considerablemente con nuestra dieta proveniente de un sistema de recolección de cazadores hasta nuestra condición actual, donde la mayoría de nuestra ingesta de alimentos consistiría ahora en opciones de comida rápida y alto contenido de sodio. La ingesta promedio de comida de cientos de años atrás solía ser rica en potasio, magnesio y cloruro. Luego siguió la industrialización masiva donde las empresas de alimentos comenzaban a mejorarse y las personas confiaban en otras empresas para servir sus alimentos.

Este cambio hasta hoy ha aumentado la ingesta de sodio de las personas.

Por lo general, la función de nuestros riñones es ayudar a mantener este desequilibrio o cambio electrolítico: electrolitos como el magnesio, el calcio, el potasio y el sodio. Cuando el cuerpo está lidiando con una alta acidez, el cuerpo usa estos electrolitos para luchar contra la amargura.

Mientras que el potasio solía ser más nutritivo que el sodio en la dieta de un humano promedio, ahora esto ha cambiado dramáticamente. La aumentación de sodio significa que tenemos menos electrolitos, antioxidantes, vitaminas esenciales y fibra para evitar o nivelar la acidez. La dieta típica del mundo occidental se concentra en grasas refinadas, sodio, azúcares simples y cloro.

Todos estos cambios han llevado inevitablemente a un aumento en la acidosis metabólica, una condición donde los niveles de pH del cuerpo humano ya no son óptimos.

La acidosis metabólica aumenta el proceso de envejecimiento y eventualmente llevará a la pérdida gradual de las funciones orgánicas y la degeneración de la masa ósea y de muchos tejidos.

Por un lado, todavía hay esperanza porque los efectos de las sustancias altamente ácidas en el cuerpo podrían revertirse de manera muy sencilla cambiando nuestras dietas y reconsiderando cómo tratamos el consumo de alimentos.

Si los riesgos de tener un sistema interno del cuerpo altamente ácido no lo persuaden lo suficiente como para entrar en una dieta alcalina, entonces esta lista de los beneficios de las dietas alcalinas con suerte, finalmente, podría ser la solución.

Preserva la densidad ósea y promueve la masa muscular

El desarrollo y el mantenimiento de la estructura ósea dependen en gran medida de la ingesta de minerales. Una gran cantidad de investigadores ha relacionado el consumo de verduras y frutas más alcalinizantes con una mejor respuesta del cuerpo en la protección contra la disminución de la resistencia ósea y el desgaste muscular a medida que el cuerpo continúa envejeciendo. Esta pérdida de los músculos y huesos del cuerpo es una afección llamada sarcopenia.

Una dieta alcalina ayuda a equilibrar las proporciones de minerales necesarios y cruciales para la construcción ósea y el mantenimiento de la masa muscular magra. Estos minerales incluyen no solo el conocido calcio sino también el magnesio y el fosfato.

La dieta alcalina no solo ayuda en el equilibrio mineral, sino que también ayuda a mejorar la producción de hormonas de crecimiento y la absorción de vitamina D. Estas biomoléculas son jugadores esenciales que ayudan a proteger la pérdida ósea y también contribuyen en gran medida a disminuir muchas otras enfermedades crónicas.

Reduce el riesgo de hipertensión y accidente cerebrovascular

Uno de los efectos conocidos de hacer una dieta alcalina es la respuesta al antienvejecimiento, y la dieta lo hace al disminuir la inflamación en el cuerpo, lo que aumenta la producción de hormonas de crecimiento. Se ha demostrado que el aumento de la hormona del crecimiento y la reducción de la inflamación mejoran la salud cardiovascular al prevenir muchos de los problemas comunes como la hipertensión causada por presión arterial alta, contenido alto de colesterol, derrames cerebrales, cálculos renales e incluso la pérdida de memoria.

Ayuda a mejorar la función inmune

La primera defensa del cuerpo para deshacerse de los elementos dañinos en el cuerpo es deshacerse de ellos como desechos, expulsarlos del cuerpo o convertirlos en sustancias menos tóxicas. Sin embargo, cuando el cuerpo, particularmente las células, carecen de suficientes minerales cruciales que los ayuden a realizar esta función, todo el cuerpo sufre. La absorción de vitaminas está enormemente comprometida por la pérdida de minerales esenciales. Como resultado, las toxinas y los patógeno comienzan a acumularse en el cuerpo y debilitan sistemáticamente el sistema inmunitario.

Ayuda a reducir el riesgo de cáncer

Muchas publicaciones de investigación revisadas han demostrado que la muerte celular cancerosa, o la condición que técnicamente llamamos apoptosis, es más probable que ocurra en un cuerpo que es alto en alcalinidad. Esto demuestra que esto vincula la prevención del cáncer a una dieta alta en alcalinidad. De hecho, ahora se cree que el proceso de prevención del desarrollo del cáncer está relacionado con un cambio en el pH hacia un extremo más alcalino debido a una alteración en las cargas eléctricas y la liberación de los componentes básicos de las proteínas. No solo es una dieta alcalina beneficiosa para las personas que aún no han desarrollado cáncer al reducir su riesgo de tenerlo sino que también se ha demostrado que una dieta alcalina proporciona a las personas que están siendo tratadas por cáncer o que se están recuperando de sus tratamientos, con una mayor posibilidad de librarse de ella. Se ha demostrado que una dieta alcalina es más beneficiosa para una gran cantidad de químicos quimioterapéuticos y medicamentos que generalmente necesitan un pH más alto para que funcione de manera más eficiente.

Reduce el dolor y la inflamación crónica

Todavía muchos más estudios han revelado el vínculo entre una dieta de pH alto y la reducción de los niveles de dolor crónico. Por un lado, se ha encontrado que la acidosis constante contribuye a muchos trastornos de dolores crónicos, como espasmos musculares, dolores de espalda, cólicos menstruales, dolores de cabeza, dolores en las articulaciones e inflamación.

Un estudio significativo que ha sido realizado por expertos en Alemania ha demostrado que la complementación de la alcalinidad de algunos pacientes que sufren de dolor de espalda crónico en cuatro semanas ha mostrado una disminución sustancial del dolor en setenta y seis de los ochenta y dos pacientes que participaron en el estudio. Aunque el mecanismo para esta acción preventiva aún no se ha dilucidado completamente, aparentemente el vínculo está ahí para un mejor estilo de vida con la dieta alcalina.

Mejora la absorción de vitaminas y minerales

El magnesio es un cofactor sistemático esencial para miles de enzimas necesarias para realizar algunos procesos metabólicos. El aumento en el contenido de magnesio es por lo tanto beneficioso para muchos procesos corporales. Desafortunadamente, muchas personas padecen deficiencia de magnesio principalmente debido a la elección de la dieta. Las consecuencias de esta falta son complicaciones cardíacas, dolores de cabeza, dolores musculares, ansiedad y trastornos del sueño. El magnesio es uno de los elementos cruciales necesarios para la activación de la vitamina D, necesaria para la función inmunitaria y endocrina general del cuerpo. El magnesio está presente en una gran cantidad de alimentos altamente alcalinizantes, y por lo tanto, al aumentar esta ingesta de alimentos, ya le está haciendo un tremendo favor a su cuerpo.

Mantiene el peso óptimo

Limitar la ingesta de alimentos con alta formación de ácido y, en cambio, cambiar a un mayor consumo de alimentos con mayor formación alcalina puede protegerlo del desarrollo de la obesidad. Esto es al disminuir la cantidad de niveles de leptina en el cuerpo y la inflamación. La leptina afecta los antojos de una persona y suele ser la culpable de por qué alcanzamos una segunda porción casi instantáneamente después de una comida. Los niveles de inflamación y leptina también afectan las capacidades de quemar las grasas del cuerpo. La ingesta diaria de los alimentos inductores alcalinos antiinflamatorios permitiría a su cuerpo alcanzar niveles normales de leptina y le ayudaría a sentirse satisfecho y completo con facilidad y durante más tiempo.

Capítulo 6: Buena y mala comida alcalina

Alimentos que debe evitar

Estos son algunos de los alimentos que necesita para comer menos si descubre que su pH es inferior al rango normal. Estos alimentos aumentan la acidez y deben tomarse con moderación.

• Bebidas gaseosas o carbonatadas

• Productos lácteos como queso (especialmente parmesano), leche y yogur

• Azúcares simples

• Hidratos de carbono simples como pan blanco, arroz y pasta

• Carne (cerdo, pollo, ternera, cordero) y pescado: se deben tomar con moderación.

• Granos como avena, harina de maíz y trigo

62

- Productos de granos tales como cereales, pasteles y galletas

- Granos sin refinar

- Lentejas y garbanzos

- Semillas de girasol y calabaza

- Nueces como pacanas, castañas de cajú, macadamias, pistachos, cacahuetes y nueces de Brasil

- Bebidas alcohólicas

- Bebidas con cafeína

- Edulcorantes (artificiales o naturales como el jarabe de cebada, miel, jarabe de arce, melaza, fructosa)

- Salsa de soja y sal de mesa

- Mostaza, ketchup y mayonesa

- Vinagre blanco

Alimentos que aumentan la alcalinidad

Esta lista de alimentos alcalinizantes le ayudará a neutralizar los efectos de comer alimentos que reducen el pH. Estos son algunos de los más comunes:

•   Verduras

•   Las frutas (curiosamente las frutas cítricas (ricas en ácido ascórbico o vitamina C y ácido cítrico) son alcalinizantes. Evite los arándanos, las ciruelas y las pasas)

•   Papas

•   Granos exóticos como la quinua, el mijo, el lino y el amaranto

•   Frutos secos como almendras y castañas

•   Semillas germinadas de rábano, chía y alfalfa

•   Mantequilla sin sal

•   Huevos

•   Suero

- Tés de hierbas

- Ajo

- Pimienta de cayena

- Gelatina

- Especias de vainilla

- Levadura

- Aceites no procesados

Es importante notar que solo porque son acidificantes, no deben evitarse por completo. De hecho, muchos de estos alimentos que forman ácido son necesarios para un metabolismo saludable y una función corporal adecuada. Una vez más, lo más importante cuando se trata de dieta y salud es el equilibrio. El siguiente capítulo le ayudará a apreciar mejor la dieta alcalina con algunas recetas divertidas y simples que le ayudarán a obtener lo mejor de sus selecciones de alimentos.

Capítulo de bonificación: Recetas alcalinizantes deliciosas

Tomates con relleno de quinoa

Raciones: 4

INGREDIENTES

- 4 tomates grandes

- 2 tazas de semillas de quinua

- 6 tazas de espinacas

- 4 dientes de ajo, picados

- 1 lata de frijoles

- ¼ taza albahaca

- 2 cucharadas de aceite de coco

- 4 tazas de agua

- Sal marina

- Pimienta negra

PREPARACIÓN

Encienda el horno, ajústelo a 375 grados y permita que alcance la temperatura. Vacíe el interior de los tomates haciendo una rodaja de un cuarto de pulgada en la parte superior del tomate y sacando el contenido interior con una cuchara. Haga un pequeño corte en el fondo del tomate para que quede plano en una bandeja para hornear. Rocíe un poco de sal en el interior de los tomates.

Combine 4 tazas de agua con las semillas de quinoa y cocine la quinua en una olla en la parte superior de la estufa a fuego alto. Permita que el agua hierva. Baje la temperatura al mínimo y cubra la olla. Siga cocinando las semillas de quinoa por 30 a 45 minutos adicionales. En otra sartén encima del fuego mediano, rocíe el aceite de coco y fría el ajo hasta que esté ligeramente dorado. Vierta los frijoles en la sartén y con una espátula aplaste los frijoles ligeramente sobre la sartén. Deje que los frijoles se cocinen durante aproximadamente 1 -2 minutos. Vierta las espinacas y una vez que se cocinen y se marchiten, agregue la albahaca. Condimente con sal y pimienta.

En un tazón grande, vierta la mezcla de espinacas y las semillas de quinoa cocidas. Cuidadosamente rellene sus tomates ahuecados con su relleno de quinoa y espinacas. Alinee un molde para hornear con papel encerado y coloque sus tomates rellenos en la parte superior. Para evitar que sus tomates se sequen demasiado, rocíe un poco de agua (aproximadamente 5 cucharadas). Hornee los tomates por unos 25 minutos. Sirva y disfrute.

Batido de espinacas con alto contenido de arándanos y proteína

Raciones: 2

INGREDIENTES

- 1 taza de arándanos
- 2 tazas de espinacas
- 2 cucharadas de mantequilla de almendras
- 2 cucharadas de semillas de chia
- 2 cucharadas de semillas de linaza
- 2 cucharadas de polvo de semillas de cáñamo
- 2 cucharadas de aceite de coco
- 4 tazas de leche de almendras

PREPARACIÓN

Mezcle los arándanos y las espinacas en la leche de almendras, agregue las semillas de chía, linaza molida y polvo de semillas de cáñamo. Mezcle hasta que las semillas sean consistentes con la mezcla. Agregue la mantequilla de almendras y el aceite de coco y mezcle en lo alto para hacer el batido. ¡Sirva y disfrute!

Batido de coco de menta y plátano

Raciones: 2

INGREDIENTES

- 2 tazas de leche de coco

- 1 taza de espinacas

- ½ taza de hojas de menta fresco

- 2 plátanos congelados

- 4 dátiles sin huesos

- 1 cucharadita vainilla

- Sal marina al gusto

Opcional: ¼ cdta de extracto de menta y / o ¼ cdta de extracto de menta

PREPARACIÓN

Mezcle las espinacas, las hojas de menta y el plátano con la leche de coco. Asegúrese de mezclar bien las espinacas y las hojas de menta. Agregue los plátanos congelados y las dátiles y mezcle en alto. Agregue una cucharadita de vainilla y una pequeña pizca de sal marina al gusto, mezcle y agregue más si lo desea. Puede agregar el extracto de menta y / o menta antes de verter en vasos altos. ¡Sirva y disfrute! (Opcional: esta bebida elegante se sirve mejor con un poco de crema de coco)

Sopa de lentejas y tomillo

Raciones: 4

INGREDIENTES

- 1 cucharada de aceite de oliva virgen
- 1 cebolla mediana finamente picada
- 4 dientes de ajo picados
- 2 zanahorias grandes, picadas
- 2 tallos de apio picados
- 6 tazas de caldo de verduras
- 1½ tazas de lentejas marrones, enjuagadas
- 1 hoja de laurel
- 1 cucharadita de tomillo
- Pequeño puñado de perejil, picado
- Sal y pimienta al gusto

PREPARACIÓN

Caliente un chorrito de aceite en una olla grande sobre una estufa a fuego medio. Agregue la cebolla picada y fría hasta que se ponga un poco marrón. Esto tomará aproximadamente 5 minutos. Agregue las zanahorias, el ajo y el apio y fría por otros 3 a 5 minutos. Mezcle las lentejas, el tomillo, la hoja de laurel en el caldo de verduras y vierta la mezcla en la olla grande. Cocine la sopa a fuego medio o bajo o hasta que las lentejas estén lo suficientemente tiernas. Esto llevará unos 40 minutos. Agregue el perejil, sal y pimienta al gusto. ¡Sirva y disfrute!

Agua de lavanda de pepino

Raciones: 4

INGREDIENTES

* 1 cucharada de lavanda seca

* 8 pintas de agua

* 1 pepino mediano

PREPARACIÓN

Corte el pepino en rodajas finas. Combine la lavanda, el pepino y el agua en una jarra y refrigere durante aproximadamente medio día, o lo suficiente como para dejar que la mezcla de lavanda y pepino se mezcle. ¡Sirva y disfrute!

Agua de sandía y menta

Raciones: 4

INGREDIENTES

- 8 pintas agua

- 1 sandía mediana

- ¼ taza de menta

PREPARACIÓN

Corte la sandía en rodajas y en cubos. Combine la menta, la sandía en cubos y el agua en una jarra y refrigere durante aproximadamente medio día, o lo suficiente como para dejar que la menta y la sandía se mezclen en la mezcla. ¡Sirva y disfrute!

Sopa de berro, aguacate y pepino

Raciones: 2

INGREDIENTES

- 6 aguacates orgánicos
- 4 cebolletas
- 1 pepino mediano
- 4 tazas de berros
- 2 limones recién exprimidos
- 3 tazas de agua filtrada
- Sal y pimienta para probar
- 1 taza de tomates cherry

PREPARACIÓN

Corte el pepino y los tomates. Mezcle el pepino, el berro, el aguacate y el cebollín con la mitad del agua. Una vez que la mezcla se haya convertido en un puré espeso,

vierta el resto del agua. Agregue el limón, la sal y la

pimienta al gusto. Continúe mezclando hasta que sea

consistente. Vierta en tazones, decore con tomates cherry,

sirva y ¡disfrute!

Curry verde

Raciones: 4

INGREDIENTES

- ¼ taza de aceite de coco

- 1 cebolla grande pelada y cortada en cubitos

- 3 cdas de pasta de curry verde

- 1 taza de judías verdes

- 1 corona de brócoli grande cortada en florecillas

- 1 taza de guisantes de nieve

- 1 col de bruselas de tamaño mediano

- 4 tazas de garbanzos cocidos o enlatados

- 2 15 oz de latas de leche de coco sin azúcar

- Caldo de verduras de 4 pintas

- 1 manojo de col rizada

- 1 manojo de bok choy

- Sal y pimienta para probar

- Cilantro fresco para decorar

PREPARACIÓN

Rocíe la olla grande con aceite de coco y saltee las cebollas con la pasta de curry hasta que las cebollas estén doradas y tiernas. Esto tomará alrededor de 10 minutos. Agregue las judías verdes, el brócoli, los guisantes, las coles de bruselas, los garbanzos y la leche de coco. Combine y deje hervir a fuego lento. Espere unos 15 minutos. Agregue el caldo de verduras y continúe cocinando a fuego lento hasta que todas las verduras estén tiernas. Agregue la col rizada y el bok choy y sazone con sal y pimienta. Sirva y disfrute.

Mousse de chocolate con aguacate

Raciones: 2

INGREDIENTES

* 1½ aguacate

* 2/3 taza de agua de coco recién exprimida

* 1 cucharada de vainilla

* 2 cucharadas de cacao crudo

* 3-5 dátiles

* 1½ cdta de sal marina

PREPARACIÓN

Mezcle el aguacate con el agua de coco hasta que sea consistente. Agregue la vainilla, el cacao y las dátiles. Continúe mezclando en alto. Agregue sal y mezcle. Sirva y disfrute.

Palitos de vegetales con salsa de guacamole

Raciones: 4

INGREDIENTES:

- 2 aguacates

-

- 2 cucharadas de tomate de ciruela, finamente picado

- 2 cucharaditas de cebolla blanca picada

- 2 cucharaditas de jugo de limón recién exprimido

- 2 cucharaditas de jalapeño cortado en cubitos

- 2 cucharadas de cilantro finamente picado

- 2 dientes de ajo picados

- ½ cucharadita de sal marina

PREPARACIÓN

En un recipiente, mezcle el cilantro, la cebolla y el jalapeño y agregue la sal. Usando una cuchara grande, machaque los ingredientes.

Agregue los aguacates a los ingredientes en puré y con un tenedor, mezcle los aguacates con la mezcla. No tiene que machacar bien los aguacates; deberían ser lo suficientemente suaves para mezclarse con los ingredientes. Agregue los tomates finamente picados, el jugo de lima y la sal al gusto. Sirva con la mezcla de sus palitos de vegetales en un lado. ¡Disfrute!

Chile

Raciones: 4

INGREDIENTES:

- 2 tazas de tomates picados

- ½ cucharadita tomillo

- 2 tazas de tomate empapado y secado al sol

- ½ cucharadita de tomillo

- ½ cucharadita de salvia

- 1 taza de tomates cherry

- 1 cucharadita de comino

- 1 cucharadita de pimentón en polvo

- 1 cucharadita de polvo de chipotle

- 1 cucharadita de chile en polvo

- 1 tomate cortado en cubitos

- ¼ taza de cilantro picado

- ¼ taza de zanahorias cortadas en cubitos

- ½ taza de cebolla roja cortada en cubitos

- ¼ taza de apio cortado en cubitos

- ¼ de taza de calabacín cortado en cubitos

- ½ aguacate cortado en cubitos

- 2 dientes de ajo picados

- 2 cebollines cortados en cubitos

- 1 cucharadita de jalapeño cortado en cubitos

- 5 hojas de albahaca picadas

- Sal al gusto

PREPARACIÓN

Coloque todos los diferentes tipos de tomates en un procesador de alimentos y corte los tomates. Cambie el procesador de alimentos a "mezclar" y agregue todas las verduras, el ajo, jalapeño, cilantro y otras especias en polvo. Mezcle la mezcla hasta que sea lo suficientemente consistente. Vierta en un recipiente y deje reposar la mezcla durante una hora. ¡Sirva con el aguacate y las cebolletas como guarnición y disfrute!

Col rizada con ensalada de quinoa servida con aderezo de vinagreta de limón

Raciones: 4

INGREDIENTES:

- ½ taza de almendras rebanadas

- ½ taza de semillas de arilos de Granada

- ½ taza de semillas de quinoa cocinadas (hervidas)

- 4 tazas de col rizada

- 3 cucharadas de jugo de limón recién exprimido

- ¼ taza de aceite de olive

- 1/4 taza de vinagre de sidra de manzana

- Ralladura de limón

PREPARACIÓN

Para preparar el aderezo, mezcle el vinagre de sidra de manzana, el aceite de oliva, el jugo de limón y la ralladura de limón en un tazón pequeño y déjelos a un lado. Prepare la ensalada colocando la col rizada en un tazón grande y cubra con quinoa, aguacate, almendras y semillas de granada. Mezcle la ensalada. ¡Sirva y disfrute!

Batido de almendras y bayas

Raciones: 2

INGREDIENTES:

- ½ taza de fresas congeladas
- 1 taza de moras congeladas
- 1 ½ taza de leche de almendras
- 2 cucharadas de aceite de coco
- 1 lima recién exprimida
- 1 gran manojo de col rizada
- ½ cucharadita de vainilla
- 1 cucharada de mantequilla de almendras crudas

PREPARACIÓN

Mezcle la col rizada en la leche de almendras y permita alcanzar la consistencia deseada. Mezcle las bayas y las fresas, el aceite de coco, la lima, la col rizada, la vainilla y la mantequilla de almendras. Continúe mezclando hasta que prepare un batido. Sirva en vasos altos y disfrute.

Batido de plátano, almendras y bayas

Raciones: 2

INGREDIENTES:

* 1 plátano congelado

* 4 cucharadas de mantequilla de almendras crudas

* 1 taza de bayas mixtas congeladas o fresas

* 2 tazas de leche de almendras

* 2 tazas de espinacas frescas

PREPARACIÓN

Comience mezclando las espinacas con la leche de almendras hasta que alcance la consistencia deseada. Agregue el plátano y bayas mixtas o fresas. Continúe licuando y agregue la mantequilla de almendras crudas. Vierta el batido en un vaso alto, sirva y disfrute.

Sopa de zanahorias y de puerros

Raciones: 4

INGREDIENTES:

- 2 zanahorias

- 1 hinojo en rodajas finas

- 1 taza de col de saboya en rodajas finas

- 4 dientes de ajo picado

- 3 cucharadas de aceite de coco

- Un puñado de perejil picado

- 1 lata de frijoles

- 6 tazas de caldo de verduras

- 2 ramitas de romero fresco

- Sal marina y pimienta

PREPARACIÓN

Caliente una olla grande sobre la estufa a fuego medio-bajo. Agregue el aceite y los puerros, el hinojo y las zanahorias y deje que los vegetales se cocinen o hasta que los puerros estén lo suficientemente suaves y ligeramente dorados.

Agregue el romero y el ajo y deje cocer durante un minuto más o menos. A continuación, agregue el repollo y saltee por uno o dos minutos más. Vierta el caldo de verduras en la mezcla y deje hervir. Tan pronto como hierva el caldo, agregue los frijoles y cocine a fuego lento durante unos 15 minutos o hasta que todos los vegetales se hayan licuado. Agregue el perejil en la sopa y sazone con sal y pimienta al gusto. Vierta en tazones individuales, sirva y disfrute.

Pasta de verduras

Raciones: 4

INGREDIENTES:

* 1 paquete de fideos de algas marinas

* 1 lata de frijoles, escurrida y enjuagada

* 1 cabeza mediana de broccoli

* 1 puerro en rodajas finas

* 1 puñado de perejil picado

* ½ cucharadita de hojuelas de pimiento rojo

* 3 dientes de ajo picado

* 3 cucharadas de aceite de oliva virgen extra (o aceite de

* coco)

* Sal y pimienta

PREPARACIÓN

Precaliente el horno a 400 grados. Mezcle el brócoli con ajo, hojuelas de pimiento rojo, aceite de oliva virgen extra o aceite de coco y sal. Ase toda la mezcla en el horno durante 20 minutos o hasta que las verduras estén lo suficientemente tiernas al tocarlas con un tenedor.

Mientras las verduras se tuestan, enjuague y escurra los fideos de algas y sumérjalos en una olla llena de agua caliente. Mientras tanto, caliente 2 cucharadas de aceite de oliva o de oliva virgen extra en una sartén y agregue los puerros. Cocine los puerros en la sartén hasta que se derriten.

Escurra los fideos de algas marinas y continúe cocinando agregándolos a los puerros derretidos. Cocine juntos por otros 10 minutos.

Combine la mezcla de brócoli asado en la sartén.
Agregue el perejil y el romero.

Agregue sal y pimienta al gusto en la mezcla.

Mezcle los frijoles. Sirva en una ensaladera y disfrute.

Ensalada de coles de bruselas con pistachos y limón

Raciones: 4

INGREDIENTES:

* 16 grandes coles de bruselas

* ¾ taza de pistachos sin cascara

* Ralladura y jugo recolectados de un limón

* 2 cucharadas de aceite de oliva virgen extra

* Sal y pimienta

PREPARACIÓN

Rocíe el aceite en una sartén grande o wok y colóquelo en la parte superior de la estufa para calentar a fuego medio-alto durante unos minutos. Agregue los pistachos a la sartén (o wok) y la ralladura de limón. Saltee la mezcla durante un minuto entero antes de agregar las hojas de coles de bruselas. Mezcle la mezcla hasta que las coles de bruselas estén lo suficientemente verdes pero aún crujientes. Esto tomará aproximadamente 5 minutos. Exprime el jugo de limón sobre la mezcla. Mezcle y sazone con sal y pimienta. Sirva la comida en una ensaladera.

Pasta de calabacín con espinacas de pesto de limón

Raciones: 2

INGREDIENTES:

- 4 calabacines

- 3 tazas de espinaca baby

- Jugo de 1 limón pequeño a mediano

- ½ taza de tomates cherry cortados por la mitad

- ½ taza de aceite de oliva extra virgin

- ¼ taza de anacardos

- 3 dientes de ajo

- ¼ de taza de albahaca

PREPARACIÓN

Usando un espiralizador, haga pasta de calabacín haciéndolo en hebras largas. Esto se hace mejor usando calabacines crudos o salteados por dos minutos.

Mientras tanto, en un procesador de alimentos, mezcle las espinacas, el ajo, la albahaca y los anacardos, y pulse hasta que los alimentos estén finamente picados. Mantenga encendido el procesador de alimentos y agregue lentamente el jugo de limón y el aceite de oliva. Sazone con sal y pimienta al gusto.

Mezcle la pasta de calabacín recién preparada y el pesto de limón con espinacas. Adorne el plato con tomates cherry. Sirva y disfrute.

Sopa de patata dulce con curry

Raciones: 4

INGREDIENTES:

- 3 patatas peladas, cortadas en trozos de 1 pulgada

- 2 cucharaditas de curry

- 2 tazas de agua

- 1 15 oz lata de leche de coco

- La ralladura y el jugo de un limón

- 4 dientes de ajo picados

- 1 ½ pulgada de jengibre en rodajas y aplastado

- 1 cucharada de aceite de coco

- ½ manojo de cilantro picado

PREPARACIÓN

En una cacerola grande, agregue el aceite de coco y caliéntelo a fuego medio. Agregue la ralladura de ajo, jengibre y lima y cocine hasta que el ajo esté ligeramente dorado. Esto tomará aproximadamente 5 minutos.

Agregue el curry a la sartén y cocine hasta que esté fragante.

Agregue la leche de coco y el agua junto con las patatas. Ponga a hervir la mezcla y reduzca a baja temperatura y cocine a fuego lento. Cubra por unos 25 minutos más y deje hervir a fuego lento.

Apague el fuego y deje la olla en la estufa durante aproximadamente media hora para permitir que los sabores se mezclen.

Con una licuadora o un procesador de alimentos, haga un puré con la sopa. Adorne el puré final con cilantro picado y salpique con jugo de lima. Sirva en un tazón y disfrute.

Dulces alcalinos

Raciones: 3

INGREDIENTES:

- 1 taza de semillas de cáñamo

- 2 cucharadas de vainilla

- 3 cucharaditas de canela

- ¼ de taza de semillas de cacao

- 3 cucharaditas de semillas de chia

- ¼ taza de semillas de lino

- 6 dátiles picadas

- 1 taza de mantequilla de almendra cruda

PREPARACIÓN

Mezcle en el procesador la taza de mantequilla de almendras crudas y las seis dátiles picadas. Agregue el resto de los ingredientes restantes en el procesador de alimentos a excepción de las semillas de cáñamo. Continúe pulsando hasta que haya creado una bola en el procesador de alimentos.

Con las manos, enrolle la mezcla en bolas del tamaño de una pulgada y luego cubra las golosinas con semillas de cáñamo y con las 3 cucharaditas de semillas de chía. Almacene las bolas en un recipiente hermético. Estos dulces son buenos por hasta una semana. Sirva en un plato y disfrute.

Batido de chocolate y de menta

Raciones: 2

INGREDIENTES:

- 1 taza de agua de coco congelada
- 1 cucharadita de semillas de chia
- ½ aguacate pequeño
- ½ taza de hojas de menta empaquetadas
- 2 cucharadas de semillas de cacao
- 1 taza de leche de almendras
- 4 dátiles picadas
- ¼ taza de almendras crudas

PREPARACIÓN

Comience mezclando el hielo de agua de coco con la taza de leche de almendras y las cucharadas de aguacate. Agregue el resto de las hojas de menta, las semillas de cacao y las dátiles. Pulse hasta que haya creado un batido. Vierta en un vaso alto, decore con semillas de chía, sirva y disfrute.

Té desintoxicante de cúrcuma de limón y jengibre

Raciones: 2

INGREDIENTES:

- 1 rodaja de limón

- pizca de pimienta negra

- 1 pulgada de raíz de jengibre orgánico fresco

- 1 pulgada de raíz de cúrcuma orgánica fresco

- Aproximadamente 20 oz de agua

PREPARACIÓN

Ponga el agua en una olla a hervir. Mientras el agua esté hirviendo, pele la cúrcuma y el jengibre y córtelos en trozos pequeños. El tamaño dependerá de su preferencia por el sabor, cuanto más pequeños sean los trozos, más sabroso será el té. Una vez que el agua hierva, retire la olla de agua del fuego y agregue la cúrcuma, el jengibre y la pimienta negra a la olla. Vuelva a colocar la olla en la estufa y cocine a fuego lento durante otros 10 minutos. De nuevo, esto dependerá de qué tan fuerte quiera el té. Cuanto más hierve a fuego lento, más fuerte será el sabor. Vierta en una taza y sirva con un poco de limón. Las sobras se pueden almacenar en un recipiente hermético en el refrigerador y se pueden servir como té helado. ¡Disfrute!

CONCLUSIÓN

Ya sea para mejorar su peso o reducir su riesgo de desarrollar todas las enfermedades y trastornos que están asociados con la acidosis metabólica, o esa condición en la que el pH de su cuerpo está por debajo del rango óptimo. Su decisión de abandonar la dieta alta en grasas y azúcares simples y cambiar a la que produce alta alcalinidad es probablemente el mejor favor que le ha hecho a su cuerpo por el momento.

¡La dieta alcalina es definitivamente para usted! No importa si es un joven profesional trabajador con la rutina de nueve a cinco, un sobreviviente de cáncer en recuperación o una persona de la tercera edad con algunos dolores musculares crónicos, la dieta alcalina puede ser su solución para lograr el cuerpo y la salud que desea. Ni siquiera importa cuán joven es, nunca es demasiado joven para hacer la dieta alcalina. No hay restricciones o limitaciones.

Espero que este libro haya ayudado a alentarlo a sumergirse en la dieta alcalina y experimente todos los beneficios que esta dieta le puede proporcionar.

Le saludo y le felicito por su viaje hacia el auto crecimiento, una buena salud y mejor estilo de vida.

Palabras finales

¡Gracias nuevamente por comprar este libro!

Espero que este libro pueda ayudarle.

El siguiente paso es que se una a nuestro boletín informativo por correo electrónico para recibir actualizaciones sobre cualquier próximo lanzamiento o promoción de un nuevo libro.

¡Usted puede registrarse de forma gratuita y, como beneficio adicional, también recibirá nuestro libro "Errores de salud y de entrenamiento físico que no sabe que está cometiendo", completamente gratis."! Este libro analiza muchos de los errores de entrenamiento físico más comunes y desmitifica muchas de las complejidades y la ciencia de ponerse en forma. ¡Tener todo este conocimiento y ciencia de la actividad física organizados en un libro lo ayudará a comenzar en la dirección correcta en su viaje de entrenamiento! Para unirse a nuestro boletín gratuito por correo electrónico y tomar su libro gratis, visite el enlace y regístrese: www.hmwpublishing.com/gift

Finalmente, si usted ha disfrutado este libro, me gustaría pedirle un favor. ¿Sería tan amable de dejar una reseña para este libro? ¡Podría ser muy apreciado!

¡Gracias y mucha suerte!

Sobre el co-autor

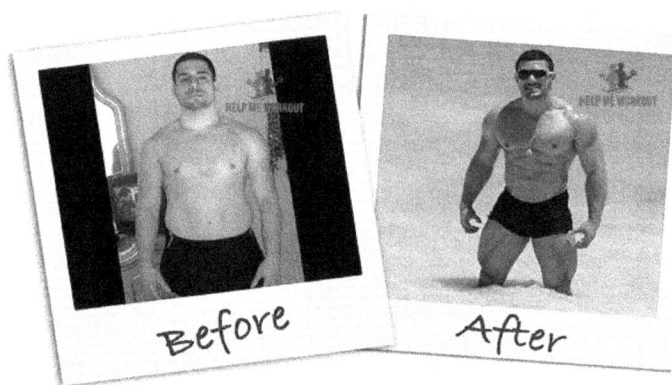

Before   After

Mi nombre es George Kaplo. Soy un entrenador personal certificado de Montreal, Canadá. Comenzaré diciendo que no soy el hombre más grande que conocerá y este nunca ha sido mi objetivo. De hecho, comencé a entrenar para superar mi mayor inseguridad cuando era más joven, que era mi autoconfianza. Esto se debió a mi altura que medía sólo 5 pies y 5 pulgadas (168 cm), me empujó hacia abajo para intentar cualquier cosa que siempre quise lograr en la vida. Puede que esté pasando por algunos desafíos en este momento, o simplemente puede querer ponerse en forma, y ciertamente me puedo relacionar con usted.

Después de mucho trabajo, estudios e innumerables pruebas y errores, algunas personas comenzaron a notar cómo me estaba poniendo más en forma y cómo comenzaba a interesarme mucho por el tema. Esto hizo que muchos amigos y caras nuevas vinieran a verme y me pidieran consejos de entrenamiento. Al principio, parecía extraño cuando la gente me pedía que los ayudara a ponerse en forma. Pero lo que me mantuvo en marcha fue cuando comenzaron a ver cambios en su propio cuerpo y me dijeron que era la primera vez que veían resultados reales. A partir de ahí, más personas siguieron viniendo a mí, y me hizo darme cuenta después de tanto leer y estudiar en este campo que me ayudó pero también me permitió ayudar a otros. Ahora soy un entrenador personal certificado y he entrenado a muchos clientes que han logrado conseguir resultados sorprendentes.

Hoy, mi hermano Alex Kaplo (también Entrenador Personal Certificado) y yo somos dueños y operadores de esta empresa editorial, donde traemos autores apasionados y expertos para escribir sobre temas de salud y ejercicio. También tenemos un sitio web de ejercicios en línea llamado "HelpMeWorkout.com" y me gustaría conectarme con usted invitándolo a visitar el sitio web en la página siguiente y registrarse en nuestro boletín electrónico (incluso obtendrá un libro gratis). Por último, si usted está en la posición en la que estuve una vez y quiere orientación, no lo dude y pregúnteme ... ¡Estaré allí para ayudarle!

Su amigo y entrenador,
George Kaplo
Entrenador Personal Certificado

Consigua otro libro gratis

Quiero agradecerle por comprar este libro y ofrecerle otro libro (largo y valioso como este libro), "Errores de salud y de entrenamiento físico que no sabe que está cometiendo", completamente gratis. Desafortunadamente este libro solo está disponible en inglés. Aún espero que disfrute este regalo.

Visite el siguiente enlace para registrarse y recibirlo: www.hmwpublishing.com/gift

En este libro, voy a desglosar los errores más comunes de salud y de entrenamiento físico que probablemente esté cometiendo en este momento, y le revelaré cómo puede llegar fácilmente a la mejor forma de su vida.

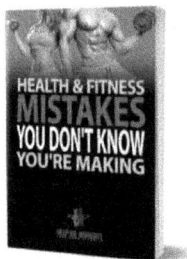

Además de este valioso regalo, también tendrá la oportunidad de obtener nuestros nuevos libros de forma gratuita, participar en sorteos y recibir otros correos electrónicos de mi parte. De nuevo, visite el enlace para registrarse: **www.hmwpublishing.com/gift**

Copyright 2018 de HMW Publishing - Todos los derechos reservados.

Este documento de HMW Publishing, propiedad de la compañía A & G Direct Inc, está orientado a proporcionar información exacta y confiable con respecto al tema y el tema cubierto. La publicación se vende con la idea de que el editor no está obligado a prestar servicios calificados, oficialmente autorizados o de otro modo calificados. Si es necesario un consejo, legal o profesional, se debe ordenar a un individuo practicado en la profesión.

De una Declaración de Principios que fue aceptada y aprobada por igual por un Comité del American Bar Association y un Comité de Editores y Asociaciones. De ninguna manera es legal reproducir, duplicar o transmitir cualquier parte de este documento en forma electrónica o impresa. La grabación de esta publicación está estrictamente prohibida, y no se permite el almacenamiento de este documento a menos que cuente con el permiso por escrito del editor. Todos los derechos reservados.

La información provista en este documento se afirma que es veraz y coherente, en el sentido de que cualquier responsabilidad, en términos de falta de atención o de otro tipo, por el uso o abuso de cualquier política, proceso o dirección contenida en el mismo es responsabilidad absoluta y exclusiva del lector receptor. Bajo ninguna circunstancia se responsabilizará o responsabilizará legalmente al editor por cualquier reparación, daño o pérdida monetaria debido a la información contenida en este documento, ya sea directa o indirectamente. La información en este documento se ofrece únicamente con fines informativos, y es universal como tal. La presentación de la información es sin contrato o con algún tipo de garantía garantizada.

Las marcas comerciales que se utilizan son sin consentimiento, y la publicación de la marca comercial es sin el permiso o el respaldo del propietario de la marca comercial. Todas las marcas comerciales y marcas dentro de este libro son sólo para fines de aclaración y pertenecen a los propios propietarios, no están afiliados a este documento.

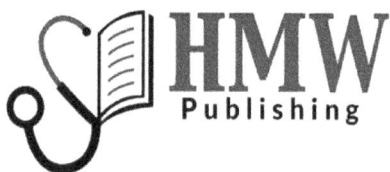

Para más libros visite:

HMWPublishing.com

www.ingramcontent.com/pod-product-compliance
Lightning Source LLC
Chambersburg PA
CBHW050737030426

42336CB00012B/1605

9 781774 350362